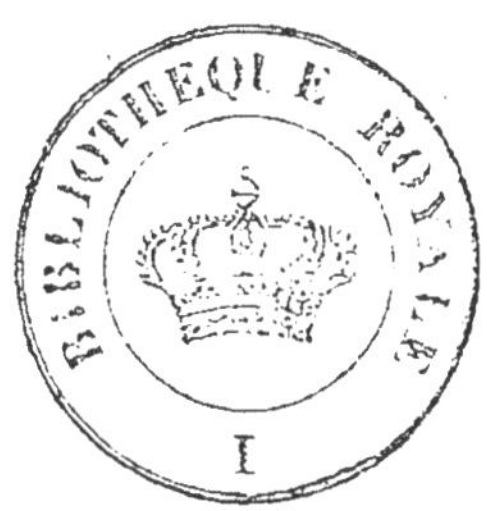

NOTICE

SUR

L'HOSPICE D'ÉBERBACH

(DUCHÉ DE NASSAU).

STATISTIQUE DES ALIÉNÉS DU GRAND-DUCHÉ.
SOCIÉTÉ DE PATRONAGE POUR LES ALIÉNÉS DE NASSAU. CONSIDÉRATIONS GÉNÉRALES SUR LE PATRONAGE DES ALIÉNÉS.

A M. le docteur Ferrus.

Monsieur, la comparaison que l'on établirait entre les asiles d'aliénés, tels qu'ils existaient au commencement de ce siècle, et tels qu'ils sont organisés aujourd'hui, aurait pour objet de constater un des résultats les plus consolants que la science ait obtenus depuis un petit nombre d'années. Malgré la réputation incontestée de ses maisons d'aliénés, l'Angleterre était loin d'en être, en 1834, au point où elle est aujourd'hui. Ce que je dis de l'Angleterre peut également s'appliquer à notre pays. Je suis heureux, monsieur, de pouvoir être l'interprète de ce que j'ai souvent entendu proclamer à l'étranger : le rapport que vous fîtes en 1834 au conseil général des hôpitaux sur les maisons d'aliénés a provoqué partout une noble émulation, et contribué aux progrès de ces établissements ; et cependant l'époque n'est pas loin de nous où le célèbre médecin Reil, faisant allusion aux asiles d'aliénés en Allemagne, prononçait ces décourageantes paroles : « Nos hospices sont bien loin de répon- » dre aux exigences d'un traitement psychique. Ce sont des » maisons de fous, non seulement à cause de ceux qui y habi- » tent, mais encore parce qu'ils sont le contre-sens le plus » complet de leur destination. On ne peut les considérer ni » comme des hospices destinés à un traitement, ni comme des » asiles propres à recevoir des incurables. L'humanité doit les » répudier : ce ne sont pas des hôpitaux, ce sont de véritables » repaires (*whare spelunken*). » Reil. 1803.

Que de progrès faits depuis cette époque ! que d hommes remarquables pour continuer la pensée de Pinel et d'Esquirol en France, de Langermann en Allemagne, et de Tuke en Angleterre !

La notice que je vous envoie sur Eberbach aura pour but de servir, pour ainsi dire, de résumé à l'histoire des améliorations qui depuis une trentaine d'années ont été introduites dans les établissements d'aliénés célèbres en Allemagne.

La fondation de cet hospice remonte à 1810. A cette époque, les malades étaient réunis dans l'abbaye de Schænau ; ce ne fut qu'en 1812 qu'ils furent transférés dans ce nouveau local.

(1810.) La statistique était alors si mal faite, ou les renseignements donnés par les localités si inexacts, que sur une population de près de 400,000 âmes que renferme ce duché, on ne trouve que 186 malades, dont 54 seulement, est-il dit dans un rapport, sont trouvés avoir besoin de soins spéciaux dans un hospice.

(1811.) On peut se faire une idée de l'état des choses lorsqu'un membre de la commission médicale instituée pour l'organisation de l'hospice propose de laisser les malades dans leurs familles, sauf à aider les indigents par des secours particuliers, la conviction de ce médecin étant que le sort des aliénés empire plutôt qu'il ne s'améliore dans un hospice.

(1815.) La maison ne peut encore servir que pour les malades qui ne peuvent, sans danger pour leurs proches, rester dans les familles.

(1817 à 1820.) L'hospice s'améliore. On fait des bains, des appareils pour les douches, des chambres de réunion. On utilise les eaux de la localité pour disposer un bassin de natation (1). Les moyens de répression mis en vogue à cette époque par Horn et Hayner sont introduits. Les médecins, dans le même temps, se plaignent de ce que les parents n'envoient leurs malades à l'hospice que lorsque les forces de ceux-ci sont épuisées par les saignées exagérées.

(1821.) On essaie cette année une classification des malades; on désigne ceux qui pourront suivre sans inconvénient le service divin ; des classes élémentaires sont instituées; le travail s'organise ; le traitement antiphlogistique, dont on est un peu revenu, jouit d'une grande faveur. Les médecins se trouvent bien de l'emploi des sétons, des vésicatoires, peut-être trop abandonnés aujourd'hui. L'émétique est employé dans la manie. On fait un grand usage des purgatifs salins, des bains et des fomentations froides. On ne tarde pas à s'apercevoir que l'em-

---

(1) Les établissements où j'ai vu des bassins disposés pour la natation sont Winnenthal (Wurtemberg) et Palerme. A Winnenthal, l'eau qui alimente ce bassin jaillit d'une source magnifique qui se trouve dans le jardin ; mais comme elle est reçue sur un fond en bois, et qu'elle n'a que 4 pieds de profondeur, elle se chauffe assez pour se mettre bientôt au niveau de la température ambiante. A Palerme, on ne peut se faire une idée de la beauté du bassin où les malades convalescents viennent se baigner: c'est une eau limpide qu'une fontaine abondante verse dans un réservoir en stuc. Les malades sont garantis contre les rayons du soleil par les saules, les orangers et les citronniers qui environnent ce réservoir.

ploi exagéré des moyens de coercition, tels que la fixation forcée des malades dans leurs lits, la station prolongée, la camisole de force, a amené chez plusieurs des lésions dans la circulation et des excoriations. L'appareil rotatoire, sur lequel on avait fondé des espérances, est presque aussitôt abandonné que reçu. Chez les mélancoliques, l'attention se trouve surtout dirigée vers l'état des organes abdominaux. Les malades de cette catégorie, avec prédominance de fanatisme religieux, sont soigneusement éloignés des autres. Les médecins remarquent que leur délire devient assez facilement épidémique, surtout lorsqu'il s'agit d'une population élevée dès l'enfance dans l'exercice des sentiments religieux.

Je dois signaler ici une manière de voir qui me semble dangereuse. L'observation ayant appris, dit le rapport de cette année, que les soins les plus persévérants sont sans résultat chez les individus vivant sous l'influence de prédisposition héréditaire ou chez lesquels la folie se trouve avoir pour cause un vice organique, il est inutile de les tourmenter par un traitement dont on peut calculer d'avance les chances défavorables, et l'on préfère leur donner les soins hygiéniques dont on entoure les incurables. Il est certain que les malades de la deuxième catégorie offrent peu de ressources; mais peut-on en dire autant des premiers? S'il en était ainsi, la plupart des malades des hôpitaux devraient être regardés comme incurables.

(1827.) Je vois proclamer cette année un principe de la dernière importance, et qui a été pour beaucoup d'aliénés une voie de salut, savoir : que s'il est nécessaire d'avoir pour les gâteux, les agités, les épileptiques, des divisions spéciales, il ne faut pas trop se hâter de reléguer dans des sections particulières les malades réputés *incurables*. Ces derniers, est-il dit, doivent être traités comme des enfants dont on n'exige qu'une obéissance passive. Les soins dont on les entoure, la douceur avec laquelle ils sont conduits, font que ces infortunés peuvent encore rendre de grands services à un établissement, en ce qu'ils sont pour les autres malades un modèle vivant d'ordre, de soumission et de discipline.

(1829.) Cette année est célèbre par l'institution du patronage, dont je donnerai plus bas les statuts. Voici à quelle occasion cette société fut organisée.

Il est bon de remarquer d'abord que depuis 1816 il existait déjà un patronage pour les jeunes détenus sortant de la maison de correction. Vers la fin de 1828, par un concours de circonstances assez singulières, plusieurs aliénés sortis guéris de l'hospice se présentèrent pour y rentrer. Ils ne pouvaient être considérés comme récidives, vu qu'ils n'offraient aucune lésion de l'intelligence; mais l'insistance qu'ils mettaient à leur réinstallation était fondée sur les difficultés qu'il éprouvaient, disaient-ils, à se caser dans la société. Quoique guéris, personne ne voulait d'eux; ils vivaient ainsi dans un état de suspicion funeste pour leurs moyens d'existence. Ces faits et plusieurs autres ayant été énoncés dans la réunion générale du patronage pour les jeunes détenus qui avait lieu à Wiesbaden, il fut décidé, séance tenante, qu'à dater de ce jour, la même société étendrait son cercle d'action, et patroniserait les aliénés sortis guéris de l'hospice d'Eberbach. On procéda immédiatement à l'élaboration des statuts, qui, aujourd'hui encore, sont en vigueur.

En 1830, malgré les grandes dépenses qui ont été faites, des fonds spéciaux sont alloués pour faire voyager à l'étranger deux jeunes médecins dont les instructions tendent à recueillir tout ce qui se fait de mieux dans les autres pays au point de vue du traitement des maladies mentales et de l'organisation des maisons d'aliénés (1).

De 1830 à 1840, on introduit diverses améliorations. Je ne

---

(1) Je dois dire à la gloire de l'Allemagne savante que, dans toutes les principautés, même les plus pauvres, on trouve moyen de faire voyager à l'étranger, non seulement des médecins, mais encore des jeunes gens

signalerai pas comme telles l'emploi des exercices militaires, existant encore en 1840 à Rotterdam d'après le récit de M. Guislain, exercices qui, du reste, je crois, sont abandonnés partout. J'ai pourtant vu à Aversa employer le tambour pour mener les malades à divers exercices. Je veux bien que cet instrument puisse être utile pour régulariser les actes de certains aliénés, et réveiller surtout l'attention des mélancoliques ; mais son emploi est évidemment contraire au calme et à la tranquillité qui doivent régner dans ces sortes d'établissements. J'ai eu lieu de faire la même observation à Venise, où j'ai remarqué qu'une musique bruyante exaltait sans profit les malades (1). Pour en revenir à Eberbach, je me plais à citer parmi

---

instruits, attachés à diverses spécialités scientifiques, afin de faire profiter leur pays des améliorations introduites ailleurs.

Je ne sache pas que la proposition faite dans ce sens à l'Académie de Paris par le savant et honorable médecin, M. Louis, ait jusqu'à présent porté ses fruits.

(1) A Aversa, royaume de Naples, il y a dans la partie de l'hospice consacrée aux hommes, une église qui a l'inconvénient de servir en même temps de paroisse à la localité. Les malades se tiennent dans le chœur, et ils sont séparés des autres fidèles par un grillage. La messe se célèbre avec pompe et est accompagnée par un grand luxe d'instruments de musique en cuivre. Je n'ai pas remarqué que cette musique retentissante fît beaucoup d'effet sur les aliénés. Les malades finissent bientôt par se blaser sur un exercice où ils sont simples spectateurs sans être acteurs, car cette musique est exercée en grande partie par les infirmiers. Loin de moi l'idée de nier dans certains cas l'influence favorable de la musique; mais il faut qu'elle soit calme, appropriée à la situation et que les convalescents en fassent en grande partie les frais. Le chant religieux surtout, accompagné par les sons de l'orgue, est éminemment propre à agir sur les sentiments. J'ai vu dans le service de M. Falret, à la Salpêtrière, une jeune religieuse, remarquable par son exaltation maniaque et son indocilité presque indomptable, être soudainement fixée par le chant d'un cantique dont le rhythme grave, mélancolique et doux lui fit verser des larmes. Elle avoua depuis que ce chant qui la frappa si vivement lui fit naître l'idée qu'elle n'était peut-

les améliorations l'achat d'un jardin pour les convalescents, l'organisation mieux entendue du travail. On s'est bien trouvé de la méthode employée à Sonnenstein (Saxe) d'envoyer, sous la direction d'infirmiers choisis, les malades travailler chez les fermiers des environs pour les aider à faire leurs récoltes.

(1841.) Projets d'un nouvel hospice exécuté maintenant. Avant de vous parler de cet établissement, permettez-moi, monsieur, de vous dire un mot de la statistique des aliénés de l'hospice d'Eberbach et du duché de Nassau. De 1815 à 1842, on reçut à l'Institut des aliénés :

	379 hommes.
	164 femmes.
Total. . .	543

On renvoya guéris dans le même laps de temps :

	150 hommes.
	62 femmes.
Total. . .	212

Moururent :

	92 hommes.
	32 femmes.
Total. . .	124

Si l'on avait voulu calculer, comme on l'a fait dans certains pays, le nombre des aliénés du duché d'après le chiffre de

---

être pas plongée en enfer, comme elle le croyait dans son délire. Depuis ce temps elle assista avec régularité à tous les exercices qui ont lieu dans le service de M. Falret, et sa guérison, qui paraissait douteuse, fut complète. Une autre observation très intéressante dans ce genre a été publiée par le docteur Laroche, interne de M. Falret.

Notre savant confrère, M. Parchappe, à Rouen, utilise aussi avec succès la musique. Pendant la moitié de l'année, les malades sont préparés à l'exécution solennelle d'une messe en musique, et, pendant l'autre moitié, à l'exécution d'un concert. Chaque dimanche, un organiste accompagne le chant de la messe et exécute quelques morceaux.

ceux qui ont été reçus dans l'hospice, on aurait trouvé, en déduisant toutefois une quantité assez notable d'étrangers, 1 aliéné sur 21,000 habitants.

De 1833 à 1842, le nombre des réceptions a été plus considérable et a été dans la proportion de 1 : 17,000 habitants.

Cette proportion n'a fait qu'augmenter depuis, et se trouve être comme 1 : 3,486.

Mais ce chiffre est bien loin de représenter le nombre réel des aliénés. D'après des statistiques très exactes, la population du duché était évaluée, en 1840, à 386,221 individus, et le nombre des aliénés à :

	320 hommes.
	243 femmes.
Total. . .	563

Ou sur 5,000 habitants 7 24/77 aliénés.

Dans ce nombre ne figurent pas les aliénations compliquées d'épilepsie et les épilepsies sans complication.

Dans la première catégorie se trouvent :

	37 hommes.
	36 femmes.
Total. . .	73

Ou à peu près 1 sur 5,000 habitants.

Si l'on joint les individus aliénés épileptiques aux aliénés simples, on aura la proportion de 8 20/77 sur 5,000.

Dans la deuxième catégorie (épilepsie sans aliénation) on trouve :

	169 hommes.
	131 femmes.
Total. . .	300

Depuis l'établissement du patronage pour les aliénés, le chiffre des récidives a beaucoup diminué; cependant ont été réadmis :

A, pour la	2ᵉ fois. . . .	49 hom.	10 fem.
B	3ᵉ . . .	14	4
C	4ᵉ . . .	6	3
D	5ᵉ . . .	3	»
E	6ᵉ . . .	2	»
F	7ᵉ . . .	2	»
	Total.	76	17

Le nombre des récidives du sexe masculin a été, comme on voit, plus considérable. Sur 100 hommes malades on compte 20 rechutes et 10 femmes sur le même nombre d'aliénés (1). Mais aussi le nombre proportionnel des guérisons s'est trouvé être plus considérable chez les hommes. Sur :

100 hom. malades, furent guéris ou améliorés, 36
100 fem. — — seulement. . 10

Quant à l'âge des aliénés, les résultats se rapportent avec les statistiques des autres pays, c'est-à-dire qu'à un certain âge, il y a plus d'hommes malades ; à un certain autre, le nombre des femmes prédomine. C'est ce qui ressort du tableau suivant :

---

(1) Dans son excellent ouvrage sur les asiles d'aliénés en Angleterre, le docteur Julius fait remarquer que dans l'établissement de la Société des Amis, près York, un des meilleurs, dit-on, d'Angleterre, l'observation d'un grand nombre d'années établit les récidives dans la proportion suivante :

Sur 100 guérisons (hommes), ont récidivé 27
— 100 — (femmes), — 31

Total. . . 58

Ainsi, sur 100 guérisons des deux sexes, il y a eu 31 récidives.

Si maintenant on veut faire entrer en ligne de compte les rechutes qui n'ont pas nécessité une réadmission, on peut, sans exagération, calculer que sur 100 guérisons, il n'y a pas bien loin de 50 récidives.

A Siegbourg, sur 100 guérisons on compte à peu près 25 réadmissions. Je possède d'autres statistiques où le chiffre des rechutes est loin d'être aussi considérable ; mais elles ne me présentent pas un degré de certitude assez grand pour que je les indique.

De 10 à 20	9 hom.	2 fem.	Tot. 11
20 à 30	119	44	163
30 à 40	117	44	161
40 à 50	83	51	134
50 à 60	41	16	57
60 à 70	10	7	17
Total. . . .	319	164	543

Suivent ensuite quelques autres statistiques indiquant le nombre des guérisons selon les âges ; c'est de 20 à 30 que, proportion gardée, les guérisons ont été les plus nombreuses.

Cependant, je vois que de 50 à 60 ans, sur 57 cas, il y a eu 18 guérisons, 6 améliorations, 23 morts; 10 sont restés en traitement.

L'on sait qu'après un certain laps de temps les guérisons deviennent de plus en plus rares : cependant il est peu d'hospices qui n'offrent des exemples de guérisons, déterminées ordinairement par des crises comme fièvres, éruptions à la peau, etc., et cela après un nombre d'années qui devait enlever tout espoir de guérison.

Le tableau indiquant le temps que les maladies ont mis à accomplir leur cours ne sera pas sans intérêt.

	Guéris.		Améliorés.		Morts.	
Dans les 3 premiers mois .	16 h.	7 f.	3 h.	3 f.	10 h.	5 f.
De 3 à 6 mois. . . .	37	17	6	4	12	1
De 6 à 9 mois. . . .	34	9	4	2	6	1
De 9 à 12 mois. . . .	20	6	10	3	3	2
De 1 an à 2 ans. . . .	32	15	15	4	19	1
De 2 à 3 ans.	6	3	10	3	6	3
De 3 à 5 ans.	2	3	3	1	17	4
De 5 à 10 ans	3	2	3	4	12	11
De 10 à 20 ans. . . .	»	»	3	3	6	4
De 20 à 30 ans. . . .	»	»	»	»	1	»
Total. . . .	150	62	57	27	92	32
	212		84		124	

Maladies principales dont sont morts les aliénés (ouvertures cadavériques) (1).

1.	Inflammation du cerveau.	3 hom.	» fem.
2.	Inflammation des organes thoraciques. .	2	1
3.	Inflammation des organes abdominaux .	»	1
4.	Hydrocéphalite.	3	»
5.	Hydrothoracite.	2	2
6.	Hydropisie abdominale	2	»
7.	Hydropisie générale	8	2
8.	Apoplexie.	36	9
9.	Phthisie (consomption pulmonaire) (2) .	31	15
10.	Fièvre nerveuse.	1	»
11.	Vices organiques	2	3
12.	Suicide	1	»
13.	Par accident.	1	»
		92	33
		125	

Pour donner une idée de la classification employée, je vous dirai, monsieur, qu'un tableau de 1843, que j'ai sous les yeux, me donne une liste de 503 malades, dont les affections sont partagées ainsi qu'il suit :

1.	Manie.	94 h.	56 f.
2.	Lypémanie	57	34
3.	Monomanie avec orgueil.	45	11
4.	Monomanie religieuse.	12	8
5.	Monomanie avec hallucination . . .	47	11
6.	Délire général	8	12
7.	Délire avec tendance à la démence. .	20	6
8.	Démence.	63	11
9.	Cas qui n'ont pas été classés. . . .	6	1
		352	151
		503	

(1) M. le docteur Falret fait remarquer avec justesse, dans ses leçons sur les maladies mentales à la Salpêtrière, que plusieurs des affections auxquelles succombent les aliénés peuvent dépendre de l'influence des localités. C'est ainsi que dans son ancien service à la Salpêtrière il a eu jusqu'à 150 scorbutiques. Depuis les améliorations qui ont été introduites à sa recommandation, à peine en comptait-on 3 ou 4.

(2) M. Franque, médecin des eaux d'Ems, a publié dans l'*Annuaire*

Je vois avec surprise qu'il n'est pas fait mention spécialement de la paralysie générale.

Le tableau des causes offre, comme dans toutes les statistiques que j'ai étudiées, le côté le plus faible. Les causes ne sont que trop souvent mal définies, incertaines et vagues. Elles sont la plupart du temps appréciées, non au point de vue de l'observation directe, mais à celui des renseignements erronés donnés par les parents. Je remarque, sur un chiffre de 503 malades, l'énorme proportion dans laquelle figurent la masturbation et l'ivrognerie. Le premier de ces vices est noté comme cause, 37 fois chez les hommes seulement; le deuxième 65 fois chez les hommes, une fois chez les femmes. La manie, suite de couches, s'est présentée 14 fois chez 151 femmes. L'hérédité se trouve signalée chez 26 individus du sexe masculin et chez 25 de l'autre. J'oubliais d'indiquer que sur 503 malades on comptait :

Célibataires. . .	229 h.	75 f.
Mariés.	107	53
Veufs.	16	23
	352	151
	503	

Je n'ai pu recueillir aucun détail sur le genre des professions; je sais seulement que sur ce chiffre de malades, 77

médical du duché de Nassau pour 1845 un excellent article sur la fréquence de la phthisie chez les aliénés. Sur 215 malades, 53 sont morts de consomption pulmonaire. Chez tous, à l'exception de 3, l'autopsie a présenté les lésions pathognomoniques les plus graves de cette affection. Ce médecin remarque avec justesse que les affections somatiques ne sont pas, comme l'ont voulu quelques auteurs dans ces derniers temps, dans des rapports nécessaires de corrélation avec des formes déterminées d'aliénation mentale, vu que les malades qui ont succombé étaient affectés, les uns de mélancolie, les autres de démence ou d'idiotie, plusieurs de manie, et, comme j'ai eu occasion de l'observer à la Salpêtrière assez souvent, de manie intermittente. Il est permis pourtant de supposer que les progrès de cette affection ne sont pas sans influence sur la manifestation des accès maniaques.

hommes et 29 femmes appartenaient à la classe aisée de la société, et 275 hommes et 122 femmes à la classe pauvre.

Il existe encore divers tableaux indiquant la durée qu'a affectée l'aliénation dans ses diverses formes, ainsi que l'indication des dépenses en médications, nourriture, vêtements, etc., etc. Mon intention, en réunissant les éléments de statistique de chaque pays, est, comme j'avais l'honneur de vous le dire, monsieur, dans ma troisième lettre, d'aider à la formation d'un plan de statistique générale. Je suis heureux de voir que, dans leur lettre à M. le docteur Baillarger, MM. les docteurs Renaudin et Aubanel insistent d'une part sur la nécessité de la statistique appliquée à l'étude des maladies mentales, et de l'autre à l'utilité des recherches faites sur un plan uniforme par une association de médecins des asiles d'aliénés.

Le nouvel hospice d'Eberbach s'élève à un mille de l'ancien. Lorsque j'y passai en 1845, l'édifice était à peu près terminé. On évaluait les dépenses à environ 400,000 florins (plus de 800,000 francs), somme énorme pour un pays dont la population n'égale pas celle de plusieurs de nos départements. Avant l'installation des malades dans ce nouvel institut, les aliénés habitaient l'ancienne abbaye d'Eberbach, dont une partie était occupée par les jeunes détenus soumis à un régime correctionnel. Cet état de choses est heureusement changé.

L'hospice actuel a des proportions grandioses : il se compose de deux corps de bâtiments principaux, parallèles et à trois étages, destinés, l'un pour les hommes et l'autre pour les femmes.

Ces deux divisions sont séparées par une cour où l'on avait l'intention de placer le logement du directeur. Sur l'arrière-plan, entre les deux divisions, se trouve un bâtiment spécial destiné aux agités et aux gâteux. La position de l'hospice est magnifique ; de la plate-forme qui se trouve en avant, la vue s'étend sur le Rhin et les délicieux pays que baigne ce fleuve ; mais on a malheureusement trop sacrifié à cette situation. Le bâtiment placé à l'arrière-plan ne peut se développer, adossé qu'il est à un talus. Les cours et les jardins ne présentent pas assez d'étendue, et l'hospice lui-même, resserré par les propriétés voisines, n'en est pas assez isolé. Les nombreux voyageurs que les bateaux à vapeur transportent sur le Rhin pourront admirer de loin la belle proportion de l'édifice et son heureuse situation; mais la science moderne trouvera peut-être que l'on aurait pu mieux utiliser dans l'intérêt des malades les sommes énormes que l'on a employées dans cette circonstance (1).

J'ai eu le plaisir de voir le savant M. Lindpaitner, directeur de l'établissement; je dois à son obligeance les notices statistiques et historiques sur l'asile d'Eberbach. Le médecin principal ne réside pas dans l'institut. J'eus surtout des rapports fréquents avec M. le docteur Basting, médecin assistant, et deux jeunes médecins qui se destinent à l'étude de l'aliénation mentale, et que l'administration du grand-duché doit faire voyager pour perfectionner leur éducation psychologique.

Dans les visites que je fis avec ces messieurs, je recueillis les prescriptions suivantes qui sont très employées.

1° Dans la manie :

Pr. Tartre stibié . . . . 20 centigrammes.
Eau distillée de fenouil. 186 grammes.
Sirop d'ipécacuanha. . 31 —

Prendre toutes les deux heures une cuillerée à bouche.

Purgatif :

Herbe de gratiole. . . 6 grammes.

Faites bouillir pour obtenir de la colature 186 grammes.

Et dissolvez-y :

Sel admirable de Glauber. }
Sirop de manne. . . . } aa 31 grammes.

Toutes les deux heures une cuillerée à bouche.

(1) Dans un espace de vingt ans, on n'a signalé que deux suicides commis dans l'établissement; deux aliénés se sont évadés, mais ont été repris; un infirmier a été blessé dangereusement par un malade.

Pour friction sur la tête dans la manie :

Pommade de tartre stibié. 16 grammes.

La racine d'ellébore est employée assez souvent, ainsi que la gratiole, qui est regardée par quelques thérapeutistes comme un succédané de nos purgatifs les plus actifs. Dans l'état de dépression mélancolique, on emploie souvent les préparations suivantes lorsque l'on veut agir sur le tube intestinal :

Racine d'ellébore blanc. .	0,05	centigrammes.
Herbe de gratiole. . . .	0,15	—
Sucre blanc.	0,50	—

Mêlez et faites douze doses égales ; toutes les trois heures prendre un paquet.

Extrait d'ellébore noir et de gratiole.	aa 4	grammes.
Dissolvez dans eau de laurier-cerise.	62	—

Toutes les trois heures prendre trente gouttes.

Poudre de feuilles de séné. . . .	aa 16	grammes.
Sulfate de potasse.		
Extrait d'aloès	2	—
Extrait de pissenlit	14	—

Mêlez et faites des pilules de 15 centigrammes.

A prendre journellement deux ou trois fois.

J'ai promis, monsieur, de vous donner les statuts de la Société de patronage pour les aliénés sortis guéris. J'ai pensé que ce travail offrirait quelque intérêt, dans le moment surtout où les deux sociétés fondées pour les aliénées sorties guéries de la Salpêtrière, allaient, à ce que l'on espère, se réunir en une seule pour concourir avec plus d'efficacité encore au soutien d'une œuvre tendant des deux côtés au même but.

Statuts de la Société de patronage pour les aliénés guéris du duché de Nassau.

§ Ier.

Le but de la Société de patronage est de fournir aux individus qui sortent, soit de l'asile d'aliénés, soit de la maison de correction, les moyens de se placer convenablement pour gagner leur existence. La Société doit à ses patronés aide et protection. Outre les bons conseils qu'elle leur donne et la surveillance paternelle dont elle les entoure, elle cherche à les placer convenablement chacun selon la nature des fonctions qu'il peut remplir dans le monde. Le patronage tient à la disposition de ses protégés des secours en argent en attendant qu'ils puissent eux-mêmes subvenir à leurs besoins.

§ II.

Tous les individus, à quelque communion religieuse qu'ils appartiennent, ont droit à la protection de la Société, pourvu, toutefois, qu'ils promettent de se rendre dignes par leur bonne conduite des soins dont ils seront entourés. La durée du patronage s'étend, pour chaque individu, à deux ans, à moins que des circonstances particulières ne forcent à prolonger ce temps.

§ III.

Sont comptés parmi les sociétaires les personnes qui contribuent au soutien de l'œuvre, soit par des dons en argent, soit par la promesse de prendre sous leur surveillance et protection un ou plusieurs patronés.

§ IV.

La Société se trouve placée sous la protection de S. A. le grand-duc régnant.

§ V.

Un comité directeur, composé de cinq personnes, résidant à Wiesbaden, est chargé des soins de la comptabilité et des détails administratifs. Ce comité se renouvelle tous les ans parmi les membres actifs de la Société. A ceux-ci sont adjoints MM. les directeurs de l'asile d'Eberbach et de la maison de correction du même lieu. Ces derniers ne sont pas soumis à la réélection.

§ VI.

La Société se réunit en assemblée générale tous les ans au mois de juin. Il y est rendu compte des résultats obtenus, et l'on y discute les améliorations à introduire.

Action de MM. les directeurs des asiles d'aliénés et des maisons de correction et de détention.

§ VII.

MM. les directeurs ont soin de prévenir les patronés du but de la Société en les patronant et des devoirs qu'ils ont à remplir envers elle. Les patronés ont besoin d'un certificat du directeur spirituel de la maison d'où ils sortent. Ces messieurs se réservent de conférer avec le comité de Wiesbaden sur l'admission de l'individu dans le sein du patronage.

§ VIII.

Les personnes qui veulent bien prendre soin des individus patronés devront nécessairement se mettre en rapport avec MM. les directeurs, qui peuvent surtout bien les renseigner tant sur le caractère du patroné que sur la nature des fonctions qu'il peut remplir.

Les aliénés guéris, comme les jeunes détenus, trouvent surtout à être placés comme apprentis, compagnons ouvriers, domestiques, journaliers, etc. MM. les directeurs prient les membres de la Société de patronage de les prévenir de toutes les occasions qu'ils peuvent trouver pour le placement des patronés.

§ IX.

Lorsqu'on a trouvé pour les patronés une position qu'ils peuvent remplir, le patron qui se charge de leur direction a soin de surveiller la teneur du contrat qui doit les engager dans les familles où ils peuvent entrer; ce qu'ils peuvent gagner est toujours garanti par la caisse de la Société. Dans tous les cas, tout contrat engageant, soit un aliéné guéri, soit un jeune détenu ou correctionnaire adopté par la Société, doit être soumis à l'approbation du comité résidant à Wiesbaden, ainsi qu'à celui de MM. les directeurs de l'asile d'Eberbach et de la maison de Diez.

§ X.

Lorsque ces conditions ont été remplies, le patroné reçoit des habits et l'argent nécessaire pour son voyage ; il est envoyé sous la conduite d'une personne de confiance à son patron, qui préside à son installation nouvelle et a soin de prévenir de suite le comité de Wiesbaden.

§ XI.

Il est ouvert à MM. les directeurs d'Eberbach et de Diez un crédit sur la caisse de la Société pour fournir aux dépenses que nécessite l'achat des vêtements et instruments nécessaires aux patronés. Il est bien entendu que ceux-ci n'ont droit aux dépenses que dans le cas où, soit par eux-mêmes, soit par leurs parents, il sera prouvé qu'ils n'ont aucune ressource.

MM. les directeurs des asiles règlent périodiquement les dépenses d'argent avec le comité central de Wiesbaden.

§ XII.

MM. les membres du patronage qui ont pris sous leur direction un aliéné guéri sont instamment priés de mettre MM. les directeurs au courant de toutes les circonstances pouvant faire craindre une rechute.

§ XIII.

Ils devront aussi correspondre tous les trois mois avec le comité de Wiesbaden, et envoyer les résultats des bons succès qu'auront eus leurs soins et conseils à l'égard tant des patronés qu'à celui des familles où ceux-ci auront été placés. Ils toucheront à la caisse du comité l'argent nécessaire pour payer l'apprentissage des patronés et fournir à leurs autres dépenses. Il leur est recommandé de remettre le moins d'argent possible aux patronés en main propre.

Lorsque des circonstances particulières amèneront le déplacement d'un patroné et son installation dans une autre localité ou dans une nouvelle famille, MM. les patrons voudront bien en avertir le comité. On leur saura le plus grand gré de communiquer à la Société toutes les idées d'amélioration que leur expérience pourra leur suggérer.

§ XIV.

Action du comité.

Le comité soigne les affaires de la Société et se choisit un directeur dans son sein. Les décisions et ordonnances sont signées, soit collectivement, soit par le directeur comme délégué.

§ XV.

Le directeur du comité prend en considération tout ce qui peut améliorer et étendre l'influence salutaire de l'association de patronage. Il correspond dans ce but, soit avec les directeurs des asiles, soit avec les membres du patronage qui s'adressent à lui. Les premiers ont droit de séance dans le comité; le comité a celui d'augmenter quand il le juge à propos le nombre des *patrons surveillants.*

§ XVI.

Le comité est chargé de recevoir les notices et renseignements trimestriels que les patrons lui envoient sur les patronés, et d'y répondre immédiatement quand il y a nécessité. Il veille à la radiation du patroné quand le secours du patronage ne lui est plus nécessaire, ou lorsque, par sa mauvaise conduite, il s'en est rendu indigne.

§ XVII.

Le comité prend sous sa responsabilité les revenus de la Société et dirige l'emploi de l'argent. Il a un caissier qui, pour ces fonctions, reçoit une rétribution; il indique le jour de la convocation annuelle, et adresse à l'assemblée l'état des recettes et dépenses. Le comité réélu pour l'année qui va s'ouvrir et la chambre des comptes ducale sont chargés de l'examen de ce travail.

Comptabilité.

§ XVIII.

Les receveurs particuliers des contributions dans le grand-duché se chargent volontairement de recevoir les recettes de la Société et de payer les bons qui sont endossés par elle. Ils règlent ensuite avec le caissier de la Société sur les mêmes bases que celles qui dirigent les autres opérations financières de l'administration du grand-duché.

§. XIX.

Le ministre de l'intérieur ayant bien voulu ouvrir à la Société de patronage un compte courant chez le receveur général du duché, la Société envoie à la caisse centrale du gouvernement délivrance des sommes qu'elle perçoit.

Il existe encore plusieurs autres instructions pour les membres de la Société de patronage, et qui ne sont que le développement de l'esprit de ces statuts. Je remarque surtout la recommandation de secourir les aliénés guéris, ainsi que les jeunes détenus délivrés, plutôt en les mettant dans la possibilité de gagner leur existence qu'en leur donnant des secours d'argent dont ils ne tireraient pas le même avantage. Je lis dans le rapport de 1842 que pour 65 aliénés guéris qui ont été patronés et placés convenablement, soit comme apprentis ouvriers, soit comme domestiques, on n'a dépensé que la somme de 1,000 florins, un peu plus de 2,000 fr. « Les renseignements les plus favorables, dit ce rapport, nous sont arrivés de toutes parts sur nos aliénés patronés; plus d'un sans doute doit à notre patronage de ne pas être retombé malade. La plupart nous doivent au moins d'avoir trouvé à être casés convenablement pour gagner leur existence et d'être ainsi soustraits aux perplexités de la misère. »

Quoique le temps du patronage soit limité, il s'étend pourtant à un plus long espace quand il y a urgence. D'un autre côté, les malades guéris et qui ont été patronés peuvent recourir sans crainte à la paternelle protection de la Société ; la maladie dont ils ont été les victimes leur a acquis des titres trop sacrés à la sympathie de leurs patrons pour qu'il ne soit pas fait droit à leur demande quand elle est fondée. Je dirai de plus à l'honneur de la Société de patronage de Nassau que tout a été si bien prévu dans l'intérêt des patronés que lorsque la mort enlève un des membres de la Société, la nouvelle en est de suite transmise au comité, afin que les aliénés guéris qui se trouvaient sous la direction immédiate du défunt ne restent pas longtemps sans secours et protection (1).

Le rapport du comité administratif au conseil général de l'œuvre de la Salpêtrière constate les résultats les plus satisfaisants : 250 femmes et 30 enfants ont été secourus, M. Falret ayant eu l'heureuse idée d'étendre le patronage aux enfants des aliénées, dont les prédispositions héréditaires, dit ce médecin, réclament si impérieusement une éducation spéciale.

L'observation comparée des statuts pour le patronage de la Salpêtrière et du duché de Nassau, ainsi qu'une expérience de quelques années de pratique à Paris, m'ont suggéré une idée que je m'empresse de vous communiquer, celle de pouvoir étendre les bienfaits du patronage à des infortunés qui ne sont pas encore entrés dans un asile d'aliénés, mais dont l'état mental offre tous les signes d'une affection qui se terminera plus tard, soit par une aliénation réelle, soit par le suicide.

(1) Dans plusieurs autres établissements il y a aussi des fonds spéciaux destinés à subvenir aux premiers besoins des aliénés sortant de l'hospice; je citerai entre autres l'hospice d'Illenau (Baden), Saint-Yon, à Rouen, où, grâce à la sollicitude de M. Parchappe, les aliénés indigents reçoivent à leur sortie des secours d'argent. Si je me suis spécialement étendu sur le patronage de Nassau, c'est parce que j'y ai trouvé, ainsi que dans celui de la Salpêtrière, un modèle d'organisation qu'on peut avec fruit introduire ailleurs, en apportant les modifications que la nature des localités exige. Je saisirai ici l'occasion de rendre hommage à la mémoire du vénérable docteur William Ellis, auquel l'hospice de Wakefield d'abord et celui de Hanwell ensuite doivent la création d'une caisse dite de secours pour les aliénés indigents. Cette œuvre fut prise sous la protection de la Reine-Mère.

J'ai l'intime conviction que le suicide serait souvent prévenu si, d'une part, la misère des infortunés dont l'intelligence faiblit était secourue à temps, et si de l'autre les ordonnances régnantes permettaient de placer dans les hospices les aliénés de la même manière que les malades ordinaires, sans recourir aux formalités du commissariat et de la préfecture de police. Tout le monde sait l'effet sur l'esprit des malades de cette puissance *mystérieuse et redoutable*.

Permettez-moi, monsieur, à propos de l'idée que j'ai émise plus haut, et aussi à cause de cette dernière considération, de vous donner le résumé de quatre faits que j'ai observés dans ma pratique.

1° H. G..., serrurier, âgé de quarante-cinq ans, vient me consulter en juin 1844 ; il est timide, irrésolu, soupçonneux ; il s'effraie du changement de son caractère, n'a *plus de goût au travail*, et sent tous les jours son affection décroître pour ses enfants et sa femme. Je conseille à celle-ci d'envoyer son mari quelque temps à la campagne chez des parents. Il revient plus content ; mais bientôt des affaires embarrassées, des pertes faites coup sur coup, l'assombrissent de jour en jour davantage. Il vient me consulter encore en disant qu'il *fera quelque malheur*. Je conseille à sa famille de le faire entrer à Bicêtre. La crainte des formalités de la police est si forte chez cet homme que, pour ne pas les subir, il se remet à son travail avec une activité qui pouvait faire croire à un commencement de guérison. Quelque temps après il fut trouvé pendu dans un hôtel du faubourg Saint-Honoré, où l'appelait la nature de son travail.

2° L..., âgé de trente ans, Allemand d'origine, ancien professeur de philosophie, jouissant d'une certaine aisance, tombe dans la mélancolie. Ce jeune homme ne vit plus que dominé par une crainte, *la police*, qui, du reste, n'a jamais rien eu à démêler avec lui. Il ne mange plus que les aliments que lui-même a achetés et préparés, *la police voulant l'empoisonner*. Il ne sort plus de chez lui, parce que des agents de la préfecture vont l'arrêter au passage. A force d'instances, je le détermine à venir demeurer quelque temps à la campagne avec moi ; il y consent, lorsqu'un ami maladroit lui dit qu'il aura encore affaire à la police, étant considéré comme aliéné. Il rentre chez lui, se barricade dans son appartement et se fait sauter la cervelle.

3° En janvier 1844, je suis appelé à traiter une jeune femme lypémaniaque, femme d'un ouvrier gantier. J'ai le bonheur, pendant sa convalescence, d'intéresser à son sort une personne charitable qui par des secours donnés à propos l'aide à sortir d'une position fâcheuse. Elle renonce depuis ce temps aux projets de suicide qu'elle nous a avoué avoir nourris avec activité.

4° Depuis trois ans je donne des soins dans mon quartier à un malheureux jeune homme dont la vie est un vrai roman de misères. Les hallucinations qui le tourmentent avec cela ne lui permettent pas de garder le moindre petit emploi. Il a été tour à tour homme de lettres, journaliste, chef d'études, vaudevilliste, professeur de dessin, écrivain public, secrétaire particulier, etc. Je l'avais déterminé dans ces derniers temps à entrer à Bicêtre; mais les formalités à remplir, la crainte surtout de la police, *son ennemie acharnée, qui suscite les voix qui le tourmentent*, l'effrayèrent tellement qu'il abandonna son misérable réduit pour vivre d'une vie errante sur les boulevards extérieurs. Je me suis cru obligé de signaler ce fait au commissaire de police du quartier, persuadé que je suis ou qu'il se suicidera ou qu'il tuera le premier individu qui lui semblera l'auteur des voix qui le poursuivent.

Il y a certainement plus d'individus que l'on ne pense appartenant à cette dernière classe de malades qui circulent dans les rues de Paris ; il est hors de doute, je le répète, que beaucoup de suicides, ainsi que plusieurs attentats à la vie des personnes, ne figureraient pas sur les tableaux statistiques si leurs malheureux auteurs étaient arrachés à temps à leur préoccupations maladives.

La difficulté de connaître ces sortes de maladies avec incubation de la folie n'est pas si grande qu'on pourrait le croire. Une demande adressée aux médecins praticiens de Paris, par le patronage de la Salpêtrière, pour les prier de signaler les cas de ce genre qu'ils observent dans leur pratique, mettrait bientôt l'esprit de charité sur la voie d'une foule d'infortunes que l'on pourrait secourir à temps.

Je termine cette lettre, me réservant, monsieur, de vous faire part dans la prochaine et dernière de ce que j'ai pu observer de remarquable en pays étrangers au point de vue du classement des aliénés dans les hospices, de la constitution du personnel qui dirige ces établissements, et de l'éducation spéciale à donner aux infirmiers.

MOREL.

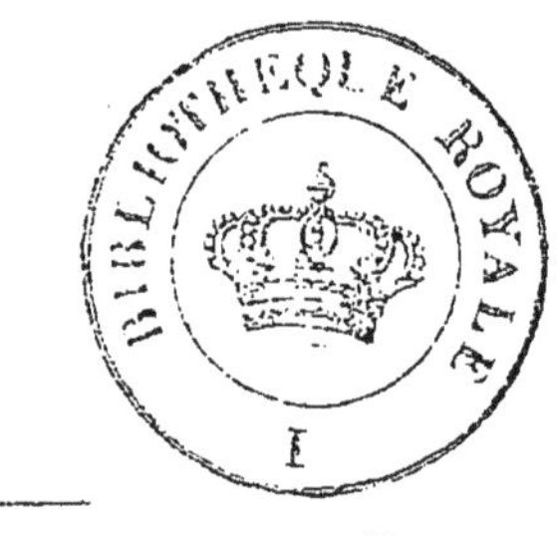

Paris. — Imprimerie de BOURGOGNE et MARTINET, rue Jacob, 30.

www.ingramcontent.com/pod-product-compliance
Ingram Content Group UK Ltd.
Pitfield, Milton Keynes, MK11 3LW, UK
UKHW020454220726
13923UKWH00006B/2528